Docteur MAUMY

Les

Troubles Trophiques

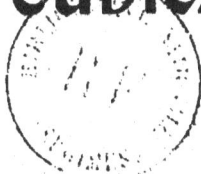

dans la

Paralysie Générale

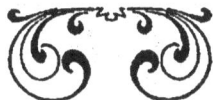

TOULOUSE
Ch. DIRION, LIBRAIRE-ÉDITEUR
22, rue de Metz et rue des Marchands, 33

—

1908

Docteur MAUMY

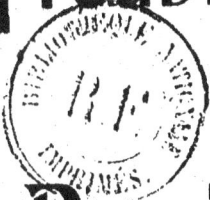

Les
Troubles Trophiques
dans la
Paralysie Générale

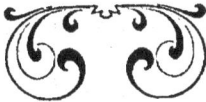

TOULOUSE
Ch. DIRION, LIBRAIRE-ÉDITEUR
22, rue de Metz et rue des Marchands, 33
—
1908

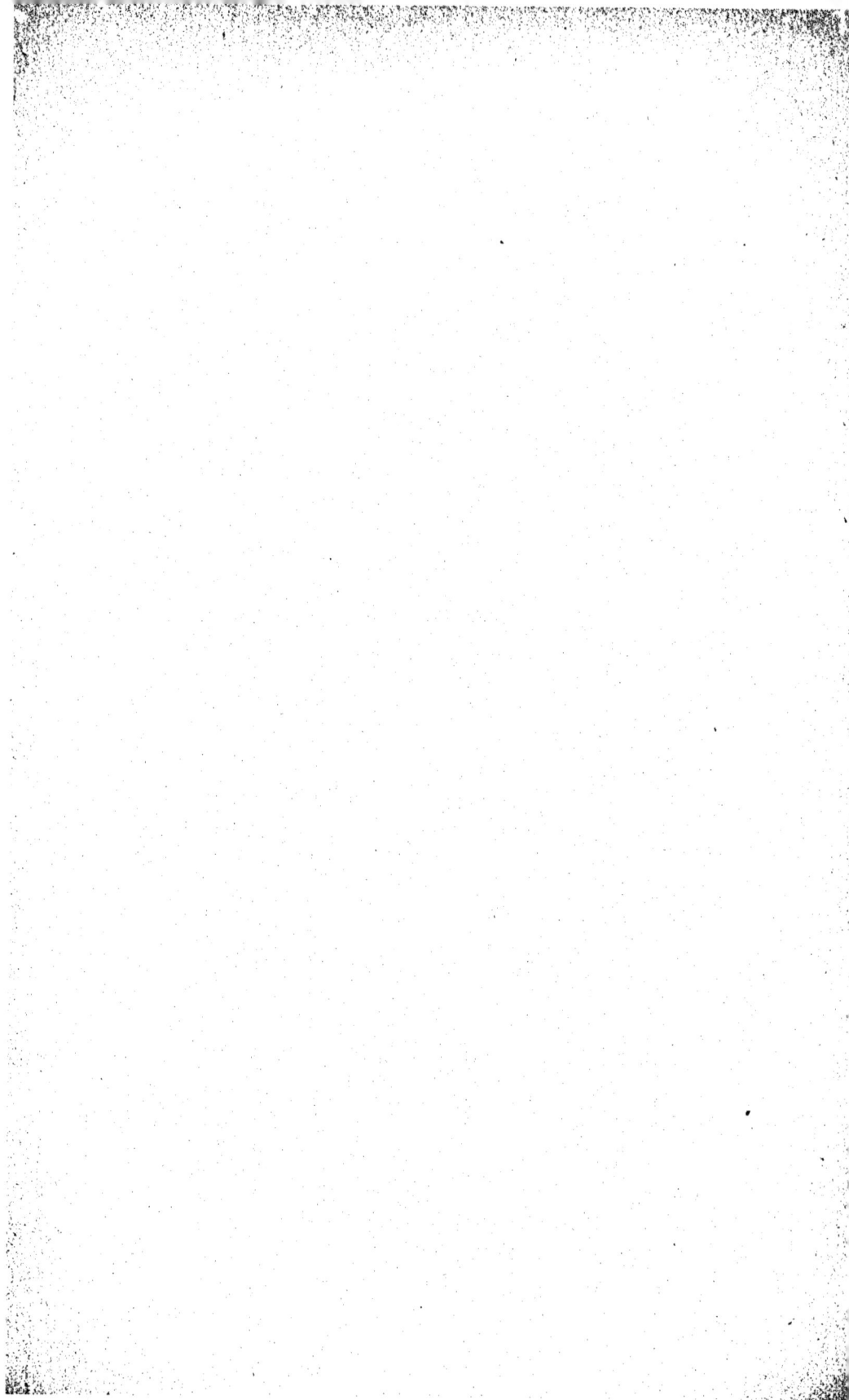

INTRODUCTION

La paralysie générale classée dans les encéphalites totales est riche en symptômes et en interprétation pathogéniques de ses signes cliniques. C'est une affection à étiologie complexe, où l'existence d'une syphilis ancienne est tellement importante qu'on a pu l'appeler : une maladie parasyphilitique (Fournier). Il faut, en outre, une prédisposition spéciale de l'axe cérébro-spinal (Joffroy) (1).

La paralysie générale lèse non seulement le cerveau et les méninges céphaliques, mais encore le système nerveux rachidien, la moëlle, les nerfs périphériques et le système nerveux sympathique. Il y aura donc dans cette maladie des troubles trophiques causés par chacune de ces différentes lésions, dues : à une *prédisposition héréditaire* et à celle de l'intervention de *processus toxiques* ou *toxi-infectieux*, à action *lente et prolongée* et relevant principalement de la *syphilis*, du *surmenage* et de l'*alcoolisme* (Dupré) (2).

(1) Joffroy. — La P. G. tabétiforme. *Médecine moderne*, 4 fév. 1903.
(2) Dupré. — La paralysie générale, *in traité de Pathologie mentale* de Gilbert Ballet.

La totalité des éléments qui composent l'écorce cérébrale est lésée. Il y a une *encéphalo-méningite diffuse*
avec le *caractère inflammatoire* vis-à-vis des éléments
conjonctivo-vasculaires et de la *névroglie*, et le *caractère
dégénératif* vis-à-vis des éléments parenchymateux ;
avec lésions vasculaires contemporaines, qui sont
surtout des *périvascularites* Robertson).

Les méninges internes, les parois épendymaires parti-
cipent aussi au processus morbide, le liquide céphalo-
rachidien présente des lésions bien mises en évidence
par l'analyse cytologique et par ses modifications qua-
litatives et quantitatives.

Si la lésion caractéristique de la paralysie générale
est « la réaction subaiguë et diffuse du système d'irri-
gation sanguine et lymphatique de l'*encéphale*, à des
substances toxiques d'origine circulatoire » (Dupré), il
y a à côté des lésions médullaires, des lésions des nerfs
périphériques, des lésions du grand sympathique, qui
expliquent la fréquence des troubles trophiques dans la
paralysie générale.

Nous étudierons d'abord la caractéristique des lésions
trophiques. Nous verrons que ces lésions peuvent être
expliquées : soit par la maladie de nerfs dit *trophiques*
exerçant une action directe de nourriture sur les tissus ;
soit par la lésion de nerfs vaso moteurs (Claude Bernard),
en particulier du grand sympathique ;

Nous étudierons ensuite les diverses lésions trophiques que peut présenter la paralysie générale : dermatoses, sillons unguéaux, mal perforant, eschares, amyotro-

phie, hypotonie musculaire, arthropathies, fractures osseuses spontanées, lipomes symétriques, etc...;

Action trophique

Van Gehuchten, en 1897, au Congrès international de Moscou, dit que la vie ne peut être, en dehors des excitations nerveuses, et que la disparition de toute excitation interne ou externe entraîne « d'abord l'atrophie des neurones sensitifs, ensuite celles des neurones moteurs, enfin l'atrophie de tous les organes ».

Une des influences du système nerveux est l'influence sur la nutrition des tissus, *son action trophique.*

« Les transformations nutritives de la matière azotée sont sous sa dépendance, comme on peut le constater par la quantité d'urée, dernier degré de leur oxydation, trouvée dans les urines.

« Bœcker constata, après avoir ressenti une grande joie, que le poids de son corps perdit 1,195 grammes en 24 heures, et que, dans ce même espace de temps, ses urines renfermèrent 87 grammes de matériaux solides, parmi lesquels 40 grammes d'urée, c'est-à-dire le double de l'état normal. C'est dire que les métamorphoses nutritives s'étaient considérablement augmentées, à la suite d'une agréable impression morale.

Dans le même cas, Bencke élimina 900 centimètres cubes d'urines dans l'espace de 6 heures (presque le triple qu'à l'état normal) et la densité de l'urine, loin d'avoir diminué, s'élevait à 1027 et à 1011 ; les matériaux solides étaient donc augmentés, et ils indiquaient l'accélération des mutations chimiques de l'économie.

Ceci est tout à fait d'accord avec l'observation de tous les jours que la joie, la gaieté, le contentement de l'esprit développent l'appétit, et que la tristesse, la mauvaise humeur le diminuent au contraire ; l'augmentation de l'appétit signalant la plus grande activité des métamorphoses nutritives et sa diminution leur ralentissement. » (J. Lagarrigue.)

D'ailleurs, le plus bel exemple de l'action directe du système nerveux sur la nutrition est donné par les observations de certains hystériques qui peuvent rester longtemps sans manger grâce à une élimination presque nulle ; ainsi l'urée, chez eux, tombe à 3 grammes et à 74 centigrammes par jour (Moynac) (1).

« La résistance à l'inanition est accrue dans certains états du système nerveux (hystérie), qui permettent un ralentissement considérable des combustions, de la même façon que chez les animaux hibernants ; c'est ainsi que l'on doit expliquer la longue durée du jeûne chez les hystériques qui présentent des *crises d'abstinence*, chez les fakirs indiens qui demeurent *enterrés* pendant plusieurs semaines. Dans ce cas, en effet, les quantités de CO_2 exhalé par le poumon et d'urée excré-

(1) Moynac. — *Traité de Pathologie générale.*

tée par le rein tombent à un chiffre extraordinairement faible, ce qui prouve que les combustions sont réduites à un minimum. C'étaient probablement des hystériques que ces jeûneurs exhibitionnistes, *Tanner*, *Succi*, etc..., qui se sont privés volontairement d'aliments (sauf d'eau) pendant 40 et 50 jours » (Hédon) (1).

Samuel, Charcot, Erb, Brown-Séquard, Duchenne de Boulogne, Lancereaux, Bouchard, Vulpian, Hayem, Schiff, Weir Mitchell, Romberg ont établi d'une manière exacte le rôle du système nerveux sur la nutrition.

Autrefois (et aujourd'hui encore pour de nombreux auteurs) lorsque la théorie du neurone était universellement admise l'action trophique émanait de la cellule nerveuse, centre de neurone. La dégénérescence wallérienne du bout périphérique d'un nerf sectionné était admise sans conteste. Le nerf ne se réparait que par bourgeonnement continu des cylindres-axes du bout central contenus dans le névrome de régénération (Ranvier). Il était facile d'admettre que cette action trophique de la *cellule* nerveuse s'étendait au-delà des ramifications ultimes du nerf et ainsi s'expliquait ce fait que la nutrition des tissus soit compromise par la section des nerfs. Il s'en suivait des phénomènes de dégénérescence du côté de la peau et de ses annexes, des muscles, des glandes, des articulations, des os.

Aujourd'hui que les recherches histologiques de Bethe, Apathy, Held, sur la continuité des fibres nerveuses ; que les travaux de Van Lair sur le chien, les

(1) Hédon. — *Précis de Physiologie.*

2

expériences de Büngner, de Galeotti et Levi, de Ziegler, confirmés dans la clinique humaine par Kennedy, Ballance et Stewart, Henriksen (1903) et Durante, sur la régénération d'un nerf sectionné pouvant s'effectuer dans le bout périphérique, en dehors de toute réunion avec le bout central, ont fait admettre que le tube nerveux est constitué par une *chaîne de cellules* soudées par leurs extrémités ; aujourd'hui que, à la conception, de plus en plus contestée du *neurone, unité cellulaire*, se substitue la notion de la *structure caténaire, pluricellulaire*, en chaîne de cellules, du tube nerveux (Forgue) (1), le trouble trophique n'est plus expliqué par la séparation des tissus, du neurone qui les commande. La lésion d'une fibre nerveuse elle-même suffit. Il y aura des troubles trophiques par lésions des centres, et des troubles trophiques par lésions des nerfs (deux variétés de lésions qui existent dans la paralysie générale).

« L'arc diastaltique, dit Massalongo, est constitué par une branche afférente (nerfs sensitifs), un centre réflecteur, et une branche afférente réflexe (nerfs vaso-moteurs). La lésion d'un seul des éléments de l'arc diastaltique, quel qu'il soit, amène un trouble trophique. De ce rapport entre les excitations sensorielles et les réactions vaso-motrices dépend la tonicité des centres vaso-moteurs même, et c'est lui qui assure les échanges nutritifs et l'intégrité anatomique des tissus correspondants. »

Certains auteurs expliquent les troubles trophiques

(1) Forgue. — *Précis de Pathologie externe*, 1906.

par lésions avant tout de la circulation. Pour Claude Bernard, par exemple, les troubles trophiques qui succèdent à la lésion du trijumeau sont dûs à la section des fibres vaso-dilatatrices contenues dans le tronc de la 5e paire. Ces lésions des filets vasculaires expliquent bien des troubles trophiques des hystériques, en particulier la vésication. « Il n'est plus douteux, dit Moynac, que les stigmates sanglants de certains saints n'aient été provoqués par la suggestion religieuse : celle-ci commande une diapédèse qui porte, quelquefois, non seulement sur les globules blancs, mais encore sur les globules rouges dont l'hématoïdine peut subsister, colorer la peau en rouge, de façon à instituer un stigmate sanglant. »

Tout ne doit pas être rapporté à des phénomènes vaso-moteurs, et Hédon écrit : « Ces phénomènes ne peuvent pas toujours être rapportés d'une manière satisfaisante aux perturbations vasculaires causées par la section des vaso-moteurs ; aussi pense-t-on généralement que les nerfs possèdent un pouvoir *trophique* direct, c'est-à-dire de nutrition sur les éléments des tissus. »

Quoiqu'il en soit, nous voyons que *le cerveau* agit sur la nutrition puisqu'une joie produit des modifications importantes des urines, puisque chez les hystériques le ralentissement de la dénutrition peut être quelquefois extrême.

Que *les nerfs périphériques* jouent un rôle extrêmement important, puisque dans les névrites périphériques on constate l'atrophie des muscles, l'aspect lisse et luisant

de la peau *(glossy skin* des anglais), la chute ou la lon-
gueur exagérée des poils, la sècheresse et la fragilité des
ongles, la tumeur dorsale du poignet, le mal perforant
plantaire (Duplay et Morat), etc...; puisque, dans la section intra-crânienne du trijumeau on observe des troubles trophiques de l'œil (kératite, ulcérations, fonte purulente, etc...).

Que la *moëlle épinière* possède une action trophique
très marquée, puisque les myélites aigues donnent une
amyotrophie rapide et des eschares.

Que les nerfs *vaso-moteurs*, en particulier le grand
sympathique, ont aussi une action sur la nutrition,
comme le montrent les troubles observés dans les lésions
du grand sympathique.

Or, dans la paralysie, cerveau, nerfs périphériques,
moëlle, grand sympathique, sont lésés. Il n'y a donc
rien d'étonnant si l'on trouve fréquemment des troubles
trophiques dans la paralysie générale.

Les lésions médullaires ou névritiques dans la paralysie générale peuvent donner lieu à des associations
morbides.

Les lésions vaso-motrices sont la cause de nombreuses
complications ; en effet, la plupart des congestions
pulmonaires, des pneumonies, des broncho-pneumonies,
des foyers d'apoplexie pulmonaire, si fréquents chez les
paralytiques généraux (1) sont déterminés, du moins en

(1) Carrier (de Lyon). — Les complications viscérales de la para-
lysie générale (*Annales médic. psych.*, 1885).
Durante. — Les complications viscérales de la paralysie générale
(*Gazette des Hôpitaux*, février et mars 1892.

grosse partie par l'état vaso-paralytique chronique du poumon (Klippel).

Il en est de même pour les complications hépatiques, rénales, etc... de la paralysie générale.

Ces différentes lésions ne seraient pas suffisantes *à elles seules pour créer des troubles trophiques* ; il faut d'autres facteurs et en particulier l'infection.

En effet, Charcot a démontré que le système nerveux n'est pas indispensable à la nutrition d'un tissu puisqu'il n'existe pas chez les protozoaires, chez les végétaux ; puisque, d'autre part, l'embryon se développe alors qu'il n'a encore aucun élément nerveux. En outre un tissu non innervé peut avoir, chez les animaux supérieurs, des troubles pathologiques, comme par exemple, les tissus épithéliaux et cartilagineux.

Enfin, si la paralysie vaso-motrice ne peut à elle seule non plus, créer des troubles trophiques, on voit en revanche des troubles trophiques se produire en dehors de toute modification circulatoire ; ainsi, par exemple, les troubles trophiques des ongles qui sont dépourvus de vaisseaux.

En résumé : « tout, dans la production des troubles trophiques se résume en trois faits dont on ne peut démêler ni l'influence réciproque, ni l'action particulière : d'abord, une *lésion nerveuse* produisant souvent un *trouble circulatoire*, ensuite, *l'inertie de l'organisme* contre les influences extérieures, enfin, une *infection*. »

Historique

Magnan, en 1871, avait signalé les troubles trophiques dans la paralysie générale; Voisin avait cité l'eschare, l'othématome et la fragilité osseuse.

Ball, ensuite classa et énuméra les troubles trophiques de la paralysie générale (voir la thèse de son élève Ramadier, Paris 1884). Il les divisa en troubles généraux et en troubles locaux.

Puis, vinrent les travaux de Christian et Ritti (Dictionnaire Dechambre), qui admettent la rareté des troubles trophiques; ceux de Ballet et Blocq, de Magnan et Sérieux, de Régis.

Les statistiques sont variables :

Pour Cololian, les troubles trophiques dans la paralysie générale sont relativement fréquents : « sur 57 paralytiques généraux, tant hommes que femmes, 48 présentèrent des troubles trophiques, le plus souvent plusieurs à la fois. L'alopécie tenait le premier rang (45,67 p. 100) comme fréquence. Les troubles des dents (33,33 p. 100) et des ongles (29,82 p. 100) venaient ensuite, puis l'ichtyose (19,30), l'eschare (14,04), les bulles (14,04), l'œdème (7,2), le zona (5,26), l'amaigrissement (5,26) et le purpura (3,51). Le reste, pigment, hématurie, mal per-

forant, érythème, amyotrophie, se trouvait dans la pro-
portion de 1,75 p. 100. »

La statistique de Hérissey porte sur 15 cas de paralysie générale, trois cas de troubles trophiques et sur
40 malades de Joffroy un seul cas.

En 1898, Durante public dans la *Gazette des Hôpitaux*
un important chapitre sur les troubles trophiques dans
la paralysie générale.

En 1899, dans sa thèse inaugurale, G. de Clérambault
contribue à donner l'explication de l'othématome chez
les paralytiques généraux.

En 1898, Klippel publie un important ouvrage sur
les « Paralysies générales progressives ».

En 1899, Trèves insiste sur les altérations des ongles
(Su alcani alteratzioni distrunische delle unghi. *Riv. di
clin. med.* n° 6, 1899).

En 1899, à la Société de Biologie, Féré et Lance, Féré
et Legros, signalent l'inconstance dans la paralysie générale de l'hypotonie musculaire, ainsi que l'absence de
relations de cette hypotonie avec l'ataxie et l'abolition
du réflexe rotulien. Ils insistent sur la constance de la
contraction idio musculaire qu'on observe bien au biceps
brachial.

En 1901, dans sa *Pratique de la Médecine mentale*,
Kéraval, et en 1903, dans son *Manuel de Psychiatrie*,
Rogues de Fursac, décrivent l'othématome des paralytiques généraux et prétendent que « le substratum anatomique semble résider dans un décollement inflammatoire, avec hématome secondaire du périchondre et du
cartilage : le lobule reste toujours indemne. »

En 190), après Mordret (1) (1878), après Ramadier (2) (1884), Vallon (3) (1882), Arnozan (4) (1880), Lalanne au Congrès de Paris, section Psychiatrie, donne plusieurs observations de fractures spontanées dans la paralysie générale.

En 1903, Hérissey (5) fait une revue d'ensemble de la question.

Dans la *Revue de Médecine* de juin 1904, Marandon de Montyel donne quinze observations de mal perforant dans la paralysie générale et fait constater que le mal perforant plantaire se montre dans la forme expansive de la paralysie générale chez les paralytiques généraux marchant beaucoup, qu'il semble amener souvent une sédation des symptômes délirants et que sa guérison est souvent d'un fâcheux pronostic.

En 1904, dans les annales médico-psychologiques (mai), Vigouroux publie deux cas de décubitus aigu dans la paralysie générale. A propos de ces deux cas, il montre qu'indépendamment des eschares dues à des soins défectueux, il y a chez les paralytiques des eschares analogues au décubitus aigu. Avec Durante, il en admet comme cause des poussées congestives dans le

(1) Mordret. — Fractures chez les aliénés. *Soc. de chir*, 1878.

(2) Ramadier. — Contribution à l'étude des troubles trophiques de la paralysie générale. *Thèse*, Paris 1884.

(3) Vallon. — De la paralysie générale et des traumatismes dans leurs rapports réciproques. *Thèse*, Paris 1882.

(4) Arnozan. — Lésions trophiques consécutives aux lésions du système nerveux. *Thèse d'agrégation*, 1880.

(5) Hérissey. — *T. ***, Paris 1903.

tissu cellulaire sous-cutané, allant jusqu'à la rupture vasculaire. L'eschare une fois constituée évolue d'une façon fatale comme un infarctus. Si parfois on ne constate qu'une congestion qui rétrocède sans qu'il se produise d'eschare, c'est que la congestion n'a pas été jusqu'à la rupture. Dans la « Revue de Psychiatrie », d'avril 1905, Henry Damaye publie un cas d'arrachement de l'arcade alvéolo-dentaire, chez une paralytique générale dans un effort de mastication.

Au commencement de 1905, Morel et Raymond donnent à la Société anatomique un cas de rupture intra-péritonéale de la vessie de cause indéterminée chez un paralytique général dément ; chez les paralytiques généraux deux facteurs entrent en ligne de compte pour les ruptures de la vessie : d'une part la tolérance à la distension, d'autre part la dégénérescence du muscle vésical (Feindel).

A la Société de médecine de Paris, séance du 14 octobre 1905, A. Marie et le docteur Madeleine Pelletier présentent trois observations de mal perforant chez des paralytiques généraux. En janvier 1906, dans *The journal of mental science*, nous trouvons un cas de lipomatose multiple dans la paralysie générale publié par Conolly Norman.

Au Congrès d'ophtalmologie de Paris 1906, Dupuy-Dutemps fait une communication « sur une forme spéciale d'atrophie de l'iris au cours du tabes et de la paralysie générale ; des rapports avec l'irrégularité et les troubles réflexes de la pupille. »

Dans les *Archives de Neurologie 1907*, p. 70, paraît le

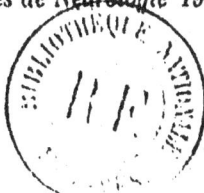

résumé d'une observation de MM. Lépine et Loup, sur les troubles trophiques cutanés dans la paralysie générale.

Enfin, en juillet 1907, *in Archives de Neurologie*, Dromard et Delmas publient un cas d'œdème à évolution d'apparence spontanée chez un paralytique général.

TROISIÈME CHAPITRE

Les troubles trophiques dans la paralysie générale peuvent se diviser en : troubles trophiques musculaires; troubles trophiques articulaires ; troubles trophiques osseux; troubles trophiques de la peau et de ses annexes.

Les troubles trophiques de la peau et de ses annexes peuvent se diviser en : 1° Lésions du tissu conjonctif sous-cutané (œdèmes : phlegmons et éruptions diverses ; pseudo-phlegmons, othémathomes). 2° Troubles trophiques de la peau proprement dite (érythème ; pemphigus ; zona ; purpura et éruptions diverses ; prurit ; trichotillomanie). 3° Troubles trophiques de l'épiderme et de ses annexes (ichtyose, alopécie, ongles, dents, mal perforant plantaire, eschares).

On peut étudier ensuite :

Les troubles trophiques viscéraux.

Les troubles trophiques des organes des sens.

Les troubles trophiques généraux.

Troubles trophiques musculaires

Le premier trouble trophique musculaire constaté dans la paralysie générale fut *l'amyotrophie*. Ball (1) publia le premier cas en 1856. Puis, en 1872, Voisin et Hanot étudièrent deux nouveaux cas, puis Mac Donald, Baillarger, Liouville publièrent d'autres cas.

On avait constaté des lésions médullaires, cause de l'atrophie, « atrophie de quelques groupes cellulaires de la corne antérieure ; les cordons postérieurs pourront être sclérosés et entraînent alors les symptômes de l'ataxie locomotrice ».

C'est Joffroy (2) qui en 1892 établit que l'amyotrophie était dû à des lésions de poliomyélite antérieure.

Il publia au Congrès de Blois une observation de paralysie générale avec atrophie musculaire de la main gauche ; altération des cellules nerveuses de l'encéphale et de la moëlle, atrophie des grandes cellules motrices de la corne antérieure gauche de la moëlle cervicale. Au niveau de l'écorce cérébrale « on constatait des altérations excessivement peu avancées des vaisseaux et de la névroglie, tandis qu'au contraire les cellules nerveuses étaient pour un certain nombre profondément atteintes ».

(1) Ball. — Cas remarquable d'atrophie musculaire progressive compliquée de démence. *Union médicale* 1856.
(2) Joffroy. — Congrès de Blois, 1892.

Au niveau de la moëlle : « à la région cervicale, principalement dans sa moitié inférieure, on constatait une diminution très appréciable de l'étendue de la corne antérieure gauche avec une lésion des grandes cellules motrices analogue à celle que l'on constate dans la paralysie infantile » (1).

— L'amyotrophie peut encore être due à une association morbide (amyotrophie progressive) ou à des lésions de névrite périphérique.

Il faut faire le diagnostic avec l'atrophie musculaire progressive Aran-Duchenne et la sclérose latérale amyotrophique (Klippel).

Dans l'atrophie musculaire progressive du type Aran-Duchenne l'atrophie débute par les muscles de la main qui donnent la réaction de dégénérescence, puis apparaissent des troubles sensitifs.

Dans la sclérose latérale amyotrophique, l'atrophie plus généralisée, « atrophie en masse », de Charcot, s'accompagne de contractions fibrillaires, de phénomènes de rigidité spasmodique, d'exagération des réflexes. Le malade ressent des douleurs souvent violentes.

La paralysie générale donne, au contraire, une atrophie musculaire généralement indolore et, presque toujours, à développement très lent.

« Au point de vue clinique, l'atrophie musculaire, dans la paralysie générale, possède comme symptôme une valeur essentiellement variable suivant les caractè-

(1) Voir l'observation, in thèse de Hérissey, Paris 1903.

res plus ou moins distinctifs qu'elle présente, suivant aussi la période de son apparition. C'est au début d'une paralysie générale encore mal déterminée qu'elle peut constituer un bon élément de diagnostic ; mais il faut pour cela un concours de circonstances dont la rareté reste vraiment exceptionnelle. De plus, il reste impossible de tirer de la présence de l'atrophie musculaire n'importe quelle indication au sujet de la marche de la maladie. Par elle-même elle ne manifeste aucune gravité particulière. » (Hérissey.)

A la période terminale on voit souvent apparaître l'amyotrophie cachectique généralisée.

Quant à l'*hypotonie musculaire*, Féré (1) a insisté sur son inconstance dans la paralysie générale ainsi que sur l'absence de relations de cette hypotonie avec l'ataxie et l'abolition du réflexe rotulien. En revanche, d'après Féré, on voit fréquemment dans la paralysie générale des phénomènes de *contraction idio-musculaire*, en particulier au niveau du biceps brachial.

La diminution de la tonicité musculaire qui accompagne généralement les maladies du système nerveux, peut se mesurer au moyen des empreintes plantaires qui traduisent l'aplatissement du pied, aplatissement dû principalement à l'hypotonicité du long péronier latéral. Ce procédé accuse de l'hypotonie musculaire chez un grand nombre de paralytiques généraux (39 °/₀ et 54 °/₀ dans deux séries de malades) (2).

(1) Féré et Lance. — *Société de Biologie*, octobre 1898.
Féré et Legros. — *Société de Biologie*, nov. 1898.
(2) Féré. — Note sur l'aplatissement hypotonique du pied chez les paralytiques généraux. (Nlle icon. de la Salpêtrière, n° 1, 1901.)

Troubles trophiques articulaires

Des arthropathies de la paralysie générale ressemblent aux arthropathies du tabes, mais sont très rares et ce n'est que dans un article publié par Schaw dans les *Archives de Médecine de New-York*, qu'on en trouve une description précise (1883).

OBSERVATION (Schaw)

Paralytique général : 44 ans : quatre mois après son entrée à l'hôpital, comme la maladie entrait dans la deuxième période de son évolution, il fut atteint d'une boiterie de la jambe droite.

14 Avril. — Pour la première fois depuis son entrée le malade à de l'incontinence d'urine. Le réflexe tendineux est aboli dans les deux jambes. La marche est légèrement ataxique. Il est très difficile d'apprécier la sensibilité des extrémités inférieures à cause de la mauvaise volonté du patient, mais un brusque attouchement fait constater une diminution de la sensibilité ; sans parésie de l'une des extrémités. On observe une légère claudication de la jambe droite dont il est impossible de déterminer la cause.

16 Avril. — La claudication continue. Le malade est alité et l'examen de la jambe pratiqué avec une grande difficulté quand il nécessite quelques mouvements. Malgré

l'insistance du médecin, le malade se refuse à tout examen.
Sur la promesse de ne lui faire aucun mal, on parvient à
soupçonner la présence d'une fracture du col du fémur.
Le malade n'a cependant subi ni coup, ni chute et comme
on ne peut, si la fracture existe, en expliquer l'origine,
nous croyons pouvoir l'assimiler à des troubles trophiques
osseux, semblables à ceux que nous avions observés auparavant.

18 Avril. — L'état est à peu près le même. Le malade se
lève cependant et s'appuie sur la jambe, évidemment sans
nulle douleur. Il boîte plus qu'avant. On observe un mou-
vement du bassin de haut en bas, le corps étant incliné
légèrement en avant. Les muscles fessiers de ce côté paraissent saillants et sont plus épais et plus arrondis que de
l'autre côté. A la marche, la jambe est un peu plus courte
que l'autre. Une consultation a lieu en présence d'un chirurgien. Le patient ne voulant pas consentir à un examen,
on lui donne de l'éther qu'il prend mal. Il a une espèce de
spasmes hystériques et de la cyanose pendant l'inhalation et
l'on a recours à la respiration artificielle. Aucun diagnostic précis n'est posé, mais le chirurgien suppose qu'on se
trouve en présence d'une fracture de l'ilion.

21 Avril. — Des efforts sont faits pour appliquer sur la
jambe l'appareil extenseur de Buck. Mais le malade l'ar-
rache. De nouveaux examens du chirurgien font constater que le malade n'éprouve aucune douleur et qu'il est
complètement insensible.

25 Avril. — Le malade se lève, s'assied sur un fauteuil
à bascule et se promène dans la salle.

24 Mai. — Le malade a peu à peu présenté sur sa jambe

gauche les mêmes manifestations extérieures que sur sa
droite. Elles sont dûes évidemment au même trouble et
nous croyons nous trouver en présence d'une fracture ou
d'une luxation du fémur des deux côtés, imputable à des
troubles trophiques osseux. Chose curieuse, le malade se
promène encore malgré le mauvais état de ses deux articulations coxo-fémorales, sans manifester la moindre douleur.

21 Juin. — Le malade devient de plus en plus dément.
L'état de ses hanches est le même. Depuis une semaine
il a de l'œdème de la jambe droite augmentant progressivement, aujourd'hui, pour la première fois, on observe
l'œdème au pied gauche. Il reste assis dans un fauteuil la
plupart du temps, mais il est capable de marcher dans la
chambre d'un pas mal assuré. Il ne ressent évidemment
aucune douleur.

27 Juin. — L'urine est examinée : elle est pâle. On observe aujourd'hui quelques troubles trophiques sur les
ongles des orteils droits. Ils ont pris une teinte blanchâtre,
un aspect cireux. Le malade n'accuse toujours aucune
douleur et son état général paraît bon.

8 Mai 1881. — On remarque de l'œdème des deux extrémités inférieures du pénis et du scrotum. L'urine est examinée : on n'y trouve toujours pas d'albumine.

12 Mai. — L'œdème des extrémités s'est étendu. Pas
de rétention d'urine. On constate encore l'engorgement
d'un grand nombre de ganglions de la région fémorale,
ce qui produit probablement de la compression des veines
et peut contribuer à l'extension de l'œdème des extrémités
inférieures. Le malade baisse graduellement sans change-

ment particulier et meurt le 14 juillet 1881. L'autopsie n'est pas autorisée, mais la femme du malade permet l'examen d'une de ses articulations.

La partie supérieure du fémur droit est mise à nu et son état est déterminé au cours de la dissection. On remarque une atrophie de la tête de l'os, la partie supérieure étant devenue plus spongieuse qu'à l'état naturel. On trouve encore une exostose juste en dessous du trochanter et une prolifération distincte dans le périoste, sans relation directe avec le fémur.

La lésion constatée pendant la vie consistait en une luxation causée par l'atrophie de la tête de l'os, lui permettant de glisser hors de l'acétabulum. La luxation se produisait en arrière, expliquant ainsi la position du bassin, du corps, etc......

La lésion du côté opposé était sans nul doute identique, et il est regrettable qu'il n'eut pas été permis de faire une autopsie complète.

Shaw a publié trois autres observations.

Les arthropathies de la paralysie générale non associée au tabes sont d'ailleurs excessivement rares.

Etienne et Perrin (1) viennent d'en publier un cas.

Ces arthropathies évoluent sans cause occasionnelle apparente, sans douleur proportionnée à la lésion; « un malade peut continuer à se tenir debout et à se traîner dans sa chambre avec ses deux articulations de la han-

(1) Etienne et Perrin. — Arthropathie nerveuse chez un paralytique général non tabétique (*Nouv. Icon. de la Salpêtrière* 1906, n° 3).

che atteintes simultanément », Pas de tendance à l'an-
kylose.

Troubles trophiques osseux

On décrit souvent les troubles trophiques osseux en
même temps que les lésions articulaires car les deux
sont associés, du moins dans les arthopathies qui s'ac-
compagnent, en règle, de lésions des extrémités osseuses.

Les lésions paraissent être les mêmes dans les altérations osseuses tabétiques : « La lésion primordiale, dit
Déjerine (1), semble être une décalcification des travées
osseuses, qui s'accuse surtout au voisinage des canaux
de Havers ; par suite ces canaux s'élargissent et for-
ment ces cavités visibles à l'œil nu, qui donnent à la
surface de l'os son aspect poreux, La cause première de
ces troubles est une lésion des éléments vivants de l'os ;
en effet, les ostéoplastes modifient leur forme, s'arron-
dissent et sont atteints de dégénérescence granulo-grais-
seuse ; la moëlle osseuse subit en même temps une trans-
formation embryonnaire et remplit de ses petites cellules les canaux de Havers (Richet 1884).

L'analyse chimique vient confirmer ce que nous a

---

(1) Déjérine. — Sémiologie du système nerveux, in traité de
Pathol. gén. de Bouchard.

indiqué le microscope. Regnard a trouvé une diminution marquée de la substance non organique, qui ne
forme plus que 24 pour 100 de l'os, au lieu de 66 pour
100, chiffre normal ; en même temps, les substances
organiques de l'os augmentèrent en raison inverse.

C'est surtout la quantité de phosphate qui est diminuée, au lieu de 50 pour 100 chiffre normal, on n'en
trouve plus que 10 pour 100. Somme toute, examen à
l'œil nu, au microscope, analyse chimique, tout indique
un processus d'ostéite raréfiante.

Arnozan, dans les os des paralytiques généraux ayant
présenté des troubles trophiques du système osseux, a
noté une appréciable diminution des phosphates.

Ces lésions expliquent la fragilité des fractures chez
certains paralytiques généraux.

« Un paralytique général, observé par M. Bonnet,
tombe de toute sa hauteur et cet accident suffit à produire une fracture comminutive du fémur. Un autre,
dont M. Ozenne a rapporté l'histoire, se fracture la cuisse
dans des circonstances analogues. M. Biaute présente
un cas semblable où une simple chute sur l'épaule pro-
duisit une fracture de l'humérus. » (Hérissey).

Les observations étaient avant 1885, suffisamment
rares pour que Christian ait pu déclarer au Congrès
d'Anvers qu'il « ne croyait pas à l'existence d'une altération du système osseux survenant par le fait de la paralysie générale et se traduisant par une tendance plus
grande aux fractures. »

Au Congrès de Paris, en 1900, une importante communication de Lalanne a démontré la possibilité des frac-

tures sous des causes minimes chez les paralytiques
généraux. Dans les cas de cet auteur la méningo-encéphalite était pure de toute association tabétique. Les
observations de Lalanne sont d'autant plus concluantes
que l'examen radioscopique a été fait.

Lalanne conclut que ces accidents sont beaucoup plus
fréquents qu'on ne l'admet en général. « Dans les quatre
cas que nous avons rapportés, dit-il, trois fois les fractures siégeaient sur les os des membres, ceux-ci étant
les plus exposés dans les chutes et dans le seul cas où
la fracture siégeait à une côte, toute idée de traumatisme
dû à la brutalité des gardiens devait être écartée, puisque le malade qui occupait brillamment son grade dans
l'armée ne devenait paralytique général que deux ans
plus tard. »

Ces fractures se consolident avec une rapidité exagérée. Elles se produisent « à une période encore active
de la maladie » (Simon). Pour Hérissey, elles peuvent
s'expliquer par un trouble vaso-moteur siégeant au
niveau des os, analogue à ceux que Klippel a observés
et décrits dans les viscères des paralytiques généraux.
« Cette vaso-paralysie entraîne une hyperhémie osseuse
et produit, en même temps qu'une déminéralisation de
l'os, une hyperfonction de la moëlle osseuse. Ainsi s'explique la rapidité considérable de la formation du cal et
peut-être aussi la constatation d'hématies nuclées dans
le sang circulant faite dernièrement par MM. Klippel et
Lefas à la Société de Biologie. »

OBSERVATION PREMIÈRE

(LALANNE)

Homme; 45 ans, contracte la syphilis à l'âge de 20 ans. Six ou sept ans avant son admission, il présente les premiers symptômes de sa paralysie générale. Huit mois avant son entrée dans la maison de santé, sous l'influence d'un traumatisme léger, il s'était fait une fracture de l'humérus gauche, au niveau du col chirurgical. Cette fracture a radicalement guéri après trois semaines sans déformation du membre, sans cal vicieux, si parfaitement en un mot, qu'il est impossible d'en découvrir la moindre trace. Il est intéressant de noter aussi que ce malade présenta en outre, de la dystrophie et de la chute spontanée des ongles.

OBSERVATION II

(LALANNE)

Un malade qui provient de la clinique psychiatrique de la Faculté et que M. Régis a présenté à la Société de médecine de Bordeaux comme paralytique juvénile, ce malade a pu faire son service militaire en pleine évolution de paralysie générale et qui, au cours d'un exercice, se fit une fracture du fémur gauche au tiers supérieur, dont il guérit parfaitement.

La radiographie faite ultérieurement montre un cal absolument remarquable par sa régularité et sa perfection.

Le malade était un hérédo-syphilitique qui avait été traité dans son enfance pour des manifestations de syphilis. Ce malade présenta en plus deux hernies musculaires des cavaliers.

OBSERVATION III
(LALANNE)

Un homme de 30 ans qui avait contracté la syphilis dix ans auparavant entre dans la maison de santé en novembre 1896.

D'abord, dans un accès de délire nocturne, le malade frappant sur les parois de sa chambre avec le poing se détermine une luxation de la deuxième phalange du petit doigt de la main droite, sur la troisième ainsi que permet de le constater un examen radioscopique. Comme on peut le voir, cette luxation n'a pas été réduite et l'attitude vicieuse a persisté.

Une autre fois, le malade, pris de vertige tombe sur la face et se fracture les os du nez.

Enfin, dans une autre circonstance le malade jouant avec un autre pensionnaire était accroupi auprès de ce dernier ; se relevant brusquement et fuyant de côté, il se fait une fracture bimalléolaire de la jambe droite. Ainsi que le montre la radiographie, la fracture a parfaitement guéri ; mais tandis que du côté de la malléole externe, il ne reste presque plus trace apparente de la fracture, du côté de la malléole interne, le fragment tibial sans cesse attiré par le ligament latéral interne, ne s'est pas ressoudé et il y a eu probablement formation d'un cal fibreux.

OBERVATION IV

(LALANNE)

Malade, 53 ans, officier supérieur de l'armée, entré à la maison de santé au mois de mai, jusqu'à ce moment-là, avait pu rester en pleine activité de service. Ce malade est atteint de la paralysie générale la mieux caractérisée, tant par ses symptômes psychiques que par ses symptômes somatiques.

Deux ans auparavant dans un accès de toux, le malade s'était fracturé une côte. Cette fracture qui ne fut diagnostiquée que quelques jours après l'accident, nécessita l'application d'un bandage et la guérison fut parfaite. Deux ans plus tard, se manifestèrent les premiers symptômes de la paralysie générale, qui est maintenant en pleine évolution.

OBSERVATION

Arrachement de l'arcade alvéolo-dentaire, chez une paralytique générale dans un effort de mastication, par Henry Damaye. *Revue de psychiatrie*, t. IX, n° 4, p. 151. Avril 1903.

Depuis près d'un an, la malade se livrait à un acte automatique consistant à mordre les couvertures de son lit ; elle s'était ainsi déchaussé successivement toutes les incisives et les deux canines de la mâchoire supérieure. Malgré la perte de ses dents, la malade n'en continue pas moins à répéter très fréquemment le même acte démentiel.

Dernièrement, on lui avait donné une pomme au repas. Comme elle s'efforçait de la mâcher, on s'aperçut que de sa bouche sortait du sang mêlé à la salive. Lui ayant alors écarté les lèvres, on trouva prêt à être craché, un fragment osseux dénudé et sanglant, mesurant deux centimètres en largeur et un centimètre en hauteur ; ce fragment non visiblement altéré, appartenait à la moitié postérieure de l'arcade des incisives supérieures, séparée ainsi par une section suivant la partie moyenne des cavités alvéolaires.

Troubles trophiques de la Peau et de ses Annexes

I. — Lésions du tissu conjonctif sous-cutané

Les expériences de Lower, Bouillaud, Rouvier, Vulpian, ont montré que pour faciliter l'apparition d'un œdème il faut une modification vasculaire et une lésion nerveuse.

Quant à l'influence de l'action nerveuse elle est indis-

cutable et Stofella a montré qu'une névralgie cervico-
brachiale peut engendrer un œdème.

Si l'action vaso-motrice joue un grand rôle dans la
production de l'œdème, Theaulon pense qu'on ne sau-
rait attribuer l'œdème aux seuls troubles de l'innerva-
tion vaso-motrice. Il fait remarquer qu'il est impossible
de séparer cette action des *actions trophiques* déjà invo-
quées par Vulpian.

« Des excitations extérieures, dit-il, qui dans l'état
normal sont sans action sur les phénomènes de la nutrition intime, peuvent les troubler alors et donner nais-
sance à une irritation subinflammatoire ayant pour con-
séquence une infiltration œdémateuse des régions où
siège cette infiltration. »

Tchirkoff, en 1895, soutint nettement que l'influence
nerveuse sur la production des œdèmes pouvait être,
non seulement périphérique mais encore centrale. Après
avoir étudié divers cas d'œdèmes généraux sans albu-
minurie, sans signes hématoscopiques de l'anémie ou
de la chloro-anémie et les avoir rangés parmi les œdèmes
vaso-moteurs, il dit : « La rapidité du développement
de l'œdème, sa généralisation et la lésion des cavités
prouvaient (dans ces cas) que l'affection siégeait non sur
le trajet des vaso-moteurs, mais dans le centre même. »

Lascals, en 1898, conclut aussi à la suite d'une étude
importante que « le système nerveux prend une part active à la production des œdèmes. » D'ailleurs, les œdèmes angio-neurotiques, si à l'ordre du jour, sont excessivement fréquents. Ne sait-on pas qu'une émotion peut
suffire à faire apparaître un œdème chez un sujet névro-

pathe? Pour Lascals, « le mécanisme le plus fréquent
des anasarques, sans lésions, parait consister en une
perturbation nerveuse entraînant des modifications d'ordre trophique et d'ordre vaso-moteur. »

Athanassio (1), dans un important article, écrit que :
« les œdèmes s'observent fréquemment chez les paralytiques généraux; leur résorption est difficile, lente à se
produire. Ils ne cèdent pas aux résolutifs habituels, aux
diurétiques et aux toniques cardiaques qui restent souvent sans effet. »

Ajoutons que chez les paralytiques généraux on voit
fréquemment des *inflammations diverses* généralement
indolores au point qu'on a vu des paralytiques généraux
taper furieusement sur leurs membres phlegmoneux
sans souffrir (Vallon); on voit encore ce qu'on a appelé
des *pseudo-phlegmons* : « La section, ou plutôt l'incision
des tissus, nous montre une gangrène gélatineuse ga-
zeuse. Elle ne laisse parfois s'écouler aucun liquide purulent, séreux ou d'une autre nature. Un peu de suc
sanguinolent, noirâtre, ichoreux, peu abondant, s'écoule
des tissus mutilés, anfractueux, atones, détruits. » On
ne sait pas encore si ces pseudo-phlegmons sont dûs à
une excoriation de l'épiderme. Couyba en publia plusieurs cas qui apparurent au moment où une névralgie
faciale s'exaltait chez les sujets. Leudet en donna quelques observations à la suite de névrites consécutives à
l'asphyxie par les vapeurs de charbon. Rappelons enfin

(1) Athanassio. — Troubles trophiques de la paralysie. *Archives
de Neurologie*, nov. 1897.

le cas d'Arnozan, malade sur lequel on avait fait des injections de morphine : « chez ce malade, l'inflammation apparut, non pas au hasard des points choisis pour les piqûres, mais seulement au niveau de ceux d'entre eux compris dans une région présentant des symptômes d'ataxie. »

OBSERVATION
(in-thèse Hérissey, Paris 1903)

M. V..., trente-huit ans, commerçant.

Antécédents héréditaires inconnus, mais suspects. — Antécédents personnels : syphilis et alcoolisme. — État physique : quelques stigmates de dégénérescence, traces de coups et blessures, ecchymoses. — Symptômes caractéristiques : tremblement fibrillaire des lèvres, de la langue, des extrémités. Pupilles égales, mais ne réagissant pas à la lumière et à l'accommodation.

Signe de Romberg. Signe de Biernaki (analgésie du nerf cubital des deux côtés). Troubles de la sensibilité générale. État psychique : affaiblissement de la mémoire, surtout pour les faits récents. Hyperaffectivité. Délire des grandeurs et de satisfaction, etc...

Mars 1897. — Excitabilité et irritabilité extrêmes. Impulsions, Actes de violence. Obsession dentaire.

Mai 1897. — Apparition de troubles trophiques bizarres. Terminaison fatale.

À la suite d'une légère contusion, le malade présenta une tuméfaction de la cuisse droite qui alla toujours en s'aggravant et offrit les caractères d'un œdème. Plus tard, survient une induration de toute la masse musculaire,

masse consistante à la pression, n'étant pas fluctuante et
ne présentant pas le caractère inflammatoire d'un abcès
ou d'une collection purulente. Ce malade a pourtant un
peu d'élévation de température (38°5). Cette tuméfaction
résiste à tous les traitements résolutifs et compressifs,
aux antiseptiques.

Une incision faite pour se rendre compte de la nature
de cette tuméfaction et pour laisser un écoulement au pus
qu'on pouvait encore soupçonner à la rigueur, ne donna
issue à aucun liquide purulent. Les masses musculaires
présentaient une consistance gélatineuse ; elles étaient
gangréneuses relativement peu fétides. Il y avait, dans la
profondeur des tissus, des anfractuosités ; des cryptes entre les muscles et dans leur masse. De nulle part ne sur-
gissait le liquide purulent. Le malade succomba le 27 mai
1897.

Autopsie (Rédigée par M. le professeur Obrégia). —
Le cadavre moyennement développé, un peu émacié, présente des taches livides cadavériques très étendues à la
cuisse droite. Tout le membre inférieur droit présente
une notable tuméfaction qui intéresse toute la cuisse et une
bonne partie de la jambe ; un œdème circonscrit s'étend à
la partie qui correspond au bassin et aux organes génitaux.
A la partie moyenne de la face externe de la cuisse, une
plaie gangréneuse d'une étendue de 15 sur 10 centimètres.
Les arcades dentaires se présentent dépourvues de dents
dans presque toute l'étendue des mâchoires.

Hématomes

Une variété d'hématome fréquente chez les aliénés et chez les paralytiques généraux est l'othématome (de Clérambault) (1). « L'othématome consiste dans une tuméfaction générale ou circonscrite de l'oreille apparaissant le plus souvent rapidement, de couleur rouge ou bleuâtre, chaude et d'aspect luisant, de consistance variable, fréquemment douloureuse. » Virchow, Meckel, Foville, placent l'épanchement entre le périchondre et les cartilages de l'oreille.

Pour Broca, Jarjavay, Gübler, Magnan et Gudden, l'othématome est d'origine traumatique comme celui des lutteurs et des boxeurs. Mais la majorité des auteurs admettent qu'au traumatisme s'ajoute autre chose, et cet autre chose est le défaut d'action trophique du système nerveux. Pour Hulin et Dumesnil, pour Voisin, le système nerveux agit par l'intermédiaire d'une altération générale du sang. Pour Mabille, la cause est l'athérome des vaisseaux, Schmaltz, Virchow et Mayer admettent une altération de cartilage représentée par une dégénérescence enchondromateuse avec perte de l'élasticité.

---

(1) G. DE CLÉRAMBAULT. *Contribution à l'étude de l'othématome.* Thèse. Paris 1899.

Pour Bonnet et Poincarré, la cause de l'othématome est dans une lésion du grand sympathique.

Brown Séquard admet que la cause de l'othématome peut être une lésion de l'encéphale : « Une lésion du corps restiforme près du bec du calamus scriptorius a provoqué chez les cobayes des hémorragies dans le pavillon de l'oreille du côté correspondant et même parfois dans les deux oreilles. »

Hérissey paraît admettre que c'est une lésion du bulbe qui est cause de l'othématome. « Dans la paralysie générale, dit-il, le bulbe n'est presque jamais intact et la concordance des lésions bulbaires avec l'othématome permet d'assimiler cette tumeur sanguine aux hémorrgies observées chez les cobayes. Constater la concordance de deux faits dans des circonstances diverses d'observation et d'expérimentation revient à affirmer leur relation de cause à effet. Ainsi, se trouve-t-on dès lors en droit de croire que l'othématome a pour cause première une altération du bulbe, et pour cause déterminante le traumatisme ou le frottement dont la suppression diminue dans de si notables proportions l'apparition de la tumeur. »

OBSERVATION (in-thèse Hérissey)

Rég. H..., célibataire, irresponsable.

Antécédents héréditaires : Pas de renseignements.

Antécédents personnels : Stigmates de dégénérescence. Excès alcooliques. Vagabond.

Examen immédiat. — Le malade est atteint d'un notable

affaiblissement intellectuel avec apathie, indifférence, inconscience de sa situation, tremblement des muscles de la
face, de la langue et des mains, la parole est hésitante.

Certificat de quinzaine, 9 octobre 1901. — Paralysie générale caractérisée par l'embarras de la parole, du tremblement des lèvres, des idées vaniteuses niaises, de l'affaiblissement intellectuel et de l'inconscience.

Novembre 1901. — Le malade complètement gâteux, dément et inconscient, change de quartier. Réduit à une vie
végétative, il mange gloutonnement ce qui lui tombe sous
la main.

20 Janvier 1902. — Le soir au coucher, le gardien remarque que Beg... a les deux oreilles malades. Une tumeur de la grosseur d'une noisette, située sur la partie interne, au fond de la conique, obstrue l'entrée du conduit
auditif. Les lésions sont les mêmes de chaque côté. La tumeur d'une coloration bleuâtre, a grossi rapidement pendant quelques jours. On remarque chaque matin une différence très notable l'épanchement envahissant peu à peu le
haut de l'oreille. Pour atteindre complètement l'extrémité,
il fallut dix jours au côté droit, cinq jours au côté gauche.

27 Janvier. — L'épanchement a atteint ses extrêmes li-
mites et ses plus grandes proportions. La coloration de la
tumeur est bleuâtre sur la majeure partie de sa superficie,
sauf dans le haut de l'oreille devenu d'un rouge-luisant. La
tumeur a duré ainsi quatre mois.

Premier jour de Juin. — La tumeur qui était tendre se ra-
mollit peu à peu, perd sa couleur bleuâtre pour reprendre
la teinte normale de la peau. La diminution se produit
progressivement de haut en bas en commençant par l'ex-

trémité supérieure du pavillon et s'effectuant parallèlement
de chaque côté.

18 Juin. — En 15 jours, tout épanchement a disparu. L'o-
reille est restée plissée, ratatinée à la partie interne, à l'en-
droit de la tumeur. Le conduit auditif externe est complètement dégagé.

L'Othématome a été le début d'une période de grande
agitation de cinq mois. Bég... ne dormait pas, criait jour et
nuit, cherchant à se déchirer le ventre sous prétexte qu'une
bête lui rongeait les entrailles.

Juillet. — Malgré une alimentation excellente, le malade maigrit, s'affaiblit de plus en plus et meurt dans un
état de cachexie complète, sans avoir présenté d'eschare.

L'autopsie donne les résultats suivants : le poumon droit
présente les traces d'une ancienne pleurésie. La plèvre
adhère à la surface. Il pèse 652 grammes, alors que le
poumon gauche pèse 1 kilogr. 84 grammes.

Le côté inférieur du poumon gauche atteint de pneumonie est transformé en bloc compact, se laisse couper comme
du foie, ne crépitant plus sous le couteau. On trouve à la
base une portion légèrement gangrénée.

L'estomac est resté sain.

On remarque à l'examen du cœur, de l'adhérence de la
crosse de l'aorte est des valvules sigmoïdes. La valvule
mitrale est intacte. Le myocarde est légèrement hypertro-
phié.

Le cerveau présente des traînées opalescentes le long des
vaisseaux de la surface extérieure. L'hémisphère gauche
pèse 525, le droit 520.

L'arachnoïde et la pré-mère sont intimément adhérentes

sans entraîner des parcelles de substances corticale. Aucune partie de l'écorce n'est demeurée saine.

La substance blanche est imbibée de sérosité et présente une dureté anormale.

Le foie est sain, ainsi que les autres organes dont il n'a pas été fait mention.

Troubles trophiques de la peau proprement dite

Arnozan divisa ces troubles en lésions congestives et inflammatoires (érythème, affections vésiculaires et bulleuses) et lésions destructives et gangréneuses (ulcères, eschares).

L'érythème peut se présenter sous l'aspect d'une simple plaque diffuse ou de plaques diverses et nombreuses. On a signalé l'intertrigo, la raie méningitique, l'érythème pernio et surtout l'érythème vésico-pustuleux ayant une prédilection particulière pour les régions rénale, fessière et la face interne des jambes.

Le Pemphigus a été signalé par Déjérine qui en donna dans les *Archives de Physiologie* en 1876 une observation très détaillée.

Le zona est très fréquent dans la paralysie générale sur le trajet surtout des nerfs intercostaux et du trijumeau.

Quoique Duncan et Charcot aient vu des zona dans

des cas de maladies nettes du cerveau, la cause du zona
est, soit dans une lésion médullaire, soit dans une lésion
des ganglions spinaux, soit dans une névrite périphéri-
phérique (Pitres et Vaillard). D'ailleurs, nous avons déjà
dit que dans la paralysie générale le système nerveux
périphérique est fréquemment lésé. Pour Dupan « les
mauvaises conditions pathologiques précédant la
méningo-encéphalite, même en supposant qu'elles n'en
soient pas la cause, créent pour le malade un état de
moindre résistance portant sur les nerfs périphériques »
(autopsies de Pitres et Vaillard, Déjérine, Klippel, Ballet
et Blocq).

Pour Brissaud la cause du zona est une lésion médullaire. Lésions médullaires et névrites périphériques peuvent d'ailleurs coexister.

Le zona n'a guère d'importance dans la paralysie générale que comme symptôme. « C'est un accident zosté-
roïde, c'est-à-dire un accident symptomatique d'une
lésion ou d'un trouble fonctionnel à déterminer ; le
siège de la lésion ou du trouble fonctionnel est de ceux
qui motivent toujours les plus grandes appréhensions. »

On a noté aussi dans la paralysie générale le *Purpura*,
l'érythromélalgie et *le vitiligo*.

Sarbo signala le *prurit* et sur 25 malades Féré le vit
trois fois. On a décrit aussi dans la paralysie générale
la *trichotillomanie* (Hallopeau 1889) « prurit intense
général ou partiel localisé sur les parties velues du corps
poussant les malades à se gratter et à s'arracher les poils
sans que nulle poussée éruptive n'apparaisse sur la
peau ».

OBSERVATION

(de Laignel-Lavastine)

Rhumatisme articulaire aigu ; méningo-encéphalite dif
fuse ; hallucinations de la vue, de l'ouïe, du goût, de l'odorat ; de la cœnesthésie ; hallucinations ; de la cœnesthésie
abdominale coïncidant avec une entérite dysentériforme ;
zona ; tuberculose pulmonaire. Mort.

Ganglion semi-lunaire : Inflammation interstitielle nodu-
laire récente.

Ernest M..., âgé de 20 ans, employé de commerce, entré
le 18 mai 1901 à l'asile des aliénés de Vaucluse, dans le service du Docteur Vigouroux, avec le certificat suivant du
Docteur Magnan. « Est atteint de paralysie générale, avec
hésitation de la parole, inégalité pupillaire ».

Antécédents héréditaires : Sa mère avait des attaques
de nerfs.

Antécédents personnels : Rhumatisme articulaire aigu
en 1899. Depuis il est toujours souffrant. Il a deux enfants,
l'un de deux ans et demi, l'autre de dix-huit mois, tous
deux bien portants.

La maladie débute en 1895, par de l'embarras de la parole, de la perte de mémoire et ictus multiples suivis de
parésies transitoires.

Examen d'entrée. — La pupille droite est plus grande
que la gauche. Signe d'Argyll Robertson : tremblement de
la langue, parole embarrassée.

Les réflexes rotuliens sont forts les plantaires nuls, les
crémastériens normaux. La sensibilité est diminuée à

droite. La motilité est normale. Les appareils circulatoire, respiratoire, urinaire, sont normaux. Le malade est constipé. Au point de vue mental il est préoccupé, hypochondriaque, fait des projets extravagants, est prince, très riche, etc.

20 Mai. — Crise d'excitation : hallucinations de la vue et de l'ouïe.

Juillet. — Ses aliments ont un goût de vipère, de rat mort et d'acétate de soude qui lui brûle le cœur.

Les oiseaux et les mouches lui disent : Ne prends pas ta nourriture, les Rayons X le disent également.

Il y a un tunnel au-dessus de son lit ; par un trou percé dans son lit on lui lance des Rayons X et de l'acide acétique. Cela lui donne envie d'aller aux cabinets.

Or pendant le maximum des hallucinations de la sensibilité générale, le malade avait du 4 au 10 juillet, une entérite dysentériforme qui guérit par l'ipéca.

Août 1901. — Zona au niveau des 5°, 6° et 7° espaces intercostaux gauches commençant en arrière, à la 8° vertèbre dorsale et allant jusqu'au sternum. Il évolua du 15 au 23 août.

12 Septembre. — Refus d'alimentation, idée de négation.

1 Février 1901. — Le malade qui depuis quelques mois maigrissait, toussait et présentait des signes de tuberculose pulmonaire, est pris d'hémopthysies. La tuberculose pulmonaire prend une allure broncho-pneumonique et entraîne la mort rapidement. Elle survient le 25 février 1902.

Autopsie. — Le 27 février 1902, vingt-huit heures après la mort.

Prédominance de la méningite chronique (plaques lac
tescentes sur les lobes frontaux).

Poumons. — Ramollissement des deux sommets et
noyaux disséminés de broncho-pneumonie tuberculeuse ;
plèvre épaissie.

Foie gros, congestionné.

Reins, 200 grammes chacun.

Rate, 200 grammes.

Examen histologique

Encéphale.

Prédominance de la méningite très abondante, à petites
cellules rondes sur l'encéphale.

Diminution des fibres tangentielles.

Bulbe. — Normal.

Foie. — Vasodilatation.

Rein. — Vasodilatation. Glomérus normaux. Cellules
des tubes contournés abrasées.

Rate. — Infiltrations sanguines.

Plexus solaire. — Ganglions semi-lunaire. Vaisseaux
dilatés, gorgés de sang, enveloppe fibreuse épaissie ; no-
dules infectieux nombreux.

Nissl. Capsules endothéliales envahies par des cellules
rondes. Cellules nerveuses, la plupart normales. Quelques-
unes en chromatolyse légère.

Troubles trophiques de l'épiderme et de ses annexes

Ces troubles sont l'ichtyose, l'alopécie, les décolorations, déformations et chutes des ongles ; déformation et chute des dents. *L'ichtyose* est une difformité cutanée caractérisée par la sécheresse de la peau et la desquamation incessante de l'épiderme, sous forme d'écailles adhérentes plus ou moins rudes, que l'on compare à celles des poissons. Sa lésion consiste en une hyperkératose sans parakératose mais avec atrophie des couches profondes de l'épiderme. (M. Sée.) *L'alopécie,* d'après Cololian, commencerait « un peu avant les signes caractéristiques de la paralysie générale pour atteindre son apogée au début de la troisième période de la maladie ». Elle est presque toujours *disséminée en clairière.*

La chute et la décoloration des ongles ont été signalées par Joffray et Pitres, par Régis.

On a aussi observé *l'expulsion et l'abrasion des dents.*

Le mal perforant plantaire est excessivement fréquent dans la paralysie générale. Sans citer les diverses théories de Parent-Duchatelet, Cloquet et Nélaton, Boyer, Marjolin, Desprès, Gosselin, Péan, Dobleau, Brown-Séquard, Pitres et Vaillard, Duplay, Moral, etc., nous rappellerons que la théorie mécanique a été soutenue par Desprès et Tillaux, que la théorie circulatoire invoque une endartérite ou une dégénérescence athéromateuse des artères, que la *théorie nerveuse* de Duplay, Merat et Pitres est la meilleure ; elle invoque une lésion dégénératrice des nerfs de la région : « En signalant l'origine nerveuse du mal perforant, Poncet de Cluny et Lucain proposèrent en fin de compte une théorie mixte à laquelle de nombreuses raisons invitent à se rallier. D'après eux, si le mal perforant reconnaît bien pour cause mécanique un durillon, la formation de ce durillon reste subordonnée à une influence vasculaire fréquemment constatée par Péan et à une lésion nerveuse regardée comme constante par Pitres et Vaillard. » (Hérissey.)

Le mal perforant coïnciderait avec une rémission dans la maladie. Presque toutes les observations sont assez caractéristiques à ce point de vue, et dès 1882, Christian disait : « Presque toutes les rémissions de la paralysie générale surviennent à la suite de suppurations prolongées. Il me semble donc naturel d'admettre que le mal perforant a agi à la manière de plaies suppurantes. »

Décubitus aigu dans la paralysie générale
(Vigouroux) (1)

OBSERVATION PREMIÈRE

Mon... (Jules), 36 ans, entré le 27 juin 1903, à l'asile de Vaucluse.

(1) *Société médico-psychologique*, 1904.

Diagnostic de paralysie générale porté par le docteur Leyras à l'infirmerie du dépôt ; par le docteur Magnan à Sainte-Anne.

Il présente les signes classiques : embarras de la parole, inégalité pupill. avec conservation des réflexes, tremblement de la langue, exagération des réflexes rotuliens, il a de l'affaiblissement intellectuel et de l'excitation ; il manifeste des idées absurdes de grandeur et de richesse ; il possède des milliards ; M. Lépine a épousé sa fille, etc.

Bon état de nutrition, pèse 70 kilos pour une taille de 1 m. 70.

La maladie a débuté il y a 18 mois et les premiers symptômes remarqués par la famille ont été comme de coutume, l'affaiblissement de la mémoire ; la modification du caractère, puis survint l'incapacité de travailler et les idées de satisfaction apparurent.

Il eut deux ictus épileptiformes avec perte de connaissance et hémiplégie droite fugace.

Dans ses antécédents héréditaires nous relevons la mort subite d'un oncle et d'une tante paternels, affectés d'une maladie de cœur.

Le 2 août 1903, c'est-à-dire six semaines après son entrée, Mon... a un ictus apoplectiforme. Il est dans un état comateux ; tout le côté droit est paralysé il y a extension de l'orteil à droite.

L'hyperthemie et l'état comateux durent deux jours.

Le quatrième jour, le malade a repris connaissance ; il est toujours paralysé et l'on constate que la fesse droite est grosse, dure et à sa partie médiane, une plaque érythémateuse se montre, grande comme deux pièces de 5 francs.

Le sixième jour, l'hémiplégie a disparu et le malade est levé; à ce moment l'épiderme n'est pas soulevé et seule subsiste une tâche d'érythème.

Bien que le malade fut debout avec un pansement sur la fesse, l'évolution de l'escarre ne fut pas modifiée; la période de mortification dure une dizaine de jours, puis le tissu mortifié s'élimine et la période de réparation commence vers le 10 septembre, c'est-à-dire 40 jours environ après le début.

L'eschare était très profonde, elle consistait en une cavité anfractueuse, plus étroite à sa partie profonde qu'à son ouverture; elle mesurait de 8 à 10 centimètres de diamètre traversant les M fessiers et allant presque jusqu'à l'os iliaque.

Dès que l'élimination du tissu mortifié fut terminée, la réparation se fit avec une rapidité relative (elle était pansée avec du vin aromatique stérilisé) et, au bout de deux mois, il ne restait plus qu'une cicatrice.

L'état mental du malade n'avait été en rien modifié par l'apparition ni l'évolution de l'escarre; Mon... resta toujours mégalomane et excité.

Le 10 décembre, un mois après la guérison de l'escarre, il succombe à un nouvel ictus épileptiforme avec mouvements spasmodiques du diaphragme.

A l'autopsie, les os du crâne et la dure-mère ne présentaient rien d'anormal.

Les circonvolutions cérébrales étaient atrophiées et recouvertes d'une pie-mère épaissie et opalescente avec des suffusions sanguines nombreuses; les adhérences étaient surtout marquées au niveau des lobes sphénoïdaux et orbitaires; à ce niveau, l'extraction de la pie-mère entraînait avec elle la substance grise sous-jacente.

L'hémisphère gauche pesait 620 grammes, le droit 635 grammes; le liquide céphalo-rachidien était très abondant.

Les poumons étaient congestionnés, le foie très gros pesait 2.335 grammes. A sa surface, il présentait des plaques jaunes circonscrites; il était à la fois gras et congestionné.

La rate pesait 210 grammes.

Le cœur pesait 540 grammes, le muscle cardiaque était jaune et mou.

En résumé, ses organes étaient ceux de l'alcoolique et son cerveau avait des lésions banales de méningo-encéphalite aiguë.

OBSERVATION II

(VIGOUROUX)

Fleisch..., âgé de 43 ans, peintre-chaisier, est entré le 30 janvier 1904. Sa paralysie générale a été diagnostiquée par le docteur Charpentier à la Salpêtrière, et le docteur Magnan à Sainte-Anne.

Il présentait, à son entrée, de la démence avec euphorie, de l'inégalité pupillaire, la pupille droite étant en mydriase, la diminution des réflexes pupillaires à la lumière et à l'accomodation, de l'embarras très marqué de la parole, du tremblement fibrillaire de la langue, et de l'affaiblissement musculaire généralisé.

Dans ses antécédents héréditaires, nous notons qu'une de ses sœurs est internée depuis plusieurs années, présentant de la mélancolie avec des idées de suicide. Trois frères et trois sœurs sont bien portants ainsi que le père et la mère.

La femme a fait trois fausses couches, a eu un enfant mort à deux mois, de diarrhée ; à sa cinquième grossesse. elle a eu une fille, actuellement âgée de 4 ans, bien portante.

Lui-même n'a jamais eu de grave maladie ; il y a six ans, il a eu un zona thoracique ; il faisait des excès alcooliques portant surtout sur l'absinthe et l'eau-de-vie. Nous n'avons pas de renseignements certains sur le point de savoir s'il a eu la syphilis. bien que les nombreuses fausses couches de sa femme permettent de le supposer.

Les premiers symptômes de la maladie : affaiblissement de la mémoire, modification du caractère, se sont manifestés il y a un an.

En juin 1903, il eut un ictus apoplectiforme, suivi d'embarras de la parole. Il a pu travailler cependant jusqu'en décembre dernier, bien qu'il eut perdu, depuis plusieurs mois, son habileté professionnelle.

A son entrée, il n'était pas cachectique et pesait 67 kilos pour une taille de 1 m. 60.

Huit jours après son entrée, pendant la nuit du 6 au 7 février, alors qu'il n'était ni constipé ni gâteux, il eut trois ictus épileptiformes, avec convulsions prédominant dans le côté droit, coma et température de 38°5.

L'état comateux persiste deux jours ; le côté droit est flasque ; un hoquet fréquent s'installe et persiste pendant cinq jours. En même temps apparaît une rétention d'urine qui nécessite le cathétérisme jusqu'au 28 février.

Le 20 février, douze jours après les attaques, alors que la rétention d'urine persistait et que le malade n'allait à la selle que par lavements, une légère élévation de température : 38°5. La fesse droite est dure et congestionnée ; le lendemain apparaît un érythème superficiel de la largeur de la paume de la main ; puis, l'épiderme à ce niveau noircit et se soulève.

Douze jours après, le 3 mars, la partie sphacélée est noire ; un sillon assez profond la sépare des tissus sains ; à la périphérie de ce sillon, l'épiderme est mis à nu. L'élimination du tissu mortifié a commencé et dure pendant dix jours.

A ce moment il subsiste une place profonde, anfractueuse, d'aspect rosé, s'enfonçant profondément à travers les muscles fessiers.

La réparation se fait assez rapidement et se continue de façon normale.

OBSERVATIONS

Le mal perforant de la paralysie générale, par Marandon
de Montyel. *Revue de médecine*, juin 1904, pp. 497-518.

Le mal perforant n'est pas rare dans la paralysie générale, l'auteur en donne quinze observations dans son
mémoire, c'est surtout dans la forme expansive que le
mal perforant se montre chez les paralytiques marchant
beaucoup. Le mal perforant qui se manifeste semble
souvent amener une sédation des symptômes délirants.
La guérison du mal perforant est d'un fâcheux pronostic.

———

Mal perforant et paralysie générale, par A. Marie et le
Docteur Madeleine Pelletier (*Soc. de méd. de Paris*,
séance du 14 octobre 1905).

Les auteurs présentent trois observations concernant
des paralytiques à forme exubérante type, avec euphorie,
idées de grandeurs mobiles, absurdes, contradictoires,
etc., exacerbations périodiques de l'agitation et du délire, alternant avec des rémissions incomplètes plus ou
moins durables.
Chez trois d'entre eux, les phases successives de rémission et de rechute, ont coïncidé ou suivi de près les
fluctuations de leurs maux perforants.

L'un l'avait unilatéral; les deux autres les avaient doubles et symétriques.

Le premier était syphilitique avoué; l'autre, diabétique; le troisième, ataxique. Les maux perforants étaient survenus au début de la paralysie générale, mais lorsque celle-ci fut confirmée, le squelette présentait des lésions de nécrose.

OBSERVATION

(Recueillie dans le service du Docteur JOFFROY, par M. de Montyel).

Martin B..., corroyeur, 40 ans, entre à l'asile de Marseille, le 27 octobre 1887. Nombreux excès alcooliques depuis 12 ans. Paralysie générale, deuxième période. Mal perforant, première période. Rémission de la paralysie générale.

Chez ce malade le diagnostic de paralysie générale avancée s'imposait tant par les symptômes physiques, inégalité pupillaire tremblement des muscles du visage, parole très embarrassée, que par les symptômes mentaux affaiblissement intellectuel, conceptions ambitieuses, niaises, idées de satisfaction. La surexcitation était assez vive. Les symptômes aigus disparurent assez rapidement. Dans le courant du mois de décembre, le malade ne présentait plus que la démence.

De tous les symptômes physiques, seul l'embarras de la parole, persistait très marqué.

D'après les renseignements fournis par le frère de l'aliéné, la maladie serait survenue insensiblement sous l'empire d'une double cause : l'hérédité et l'alcoolisme.

Une tante du côté paternel est morte à 52 ans, d'une paralysie générale, et le fils de cette femme s'est suicidé à 19 ans, à la suite d'une vive contrariété. De plus B..., depuis une dizaine d'années s'était adonné à la boisson. Il y avait deux ans environ que ses facultés intellectuelles avaient commencé à s'obscurcir et que les premiers symptômes paralytiques s'étaient montrés.

Les idées vraiment délirantes ne dataient que de 4 ou 5 mois.

Sans les renseignements envoyés de la Conception et ceux fournis par le malade, le diagnostic du mal perforant eut été impossible, l'examen seul du pied atteint ne l'autorisant pas. Sans doute, la sueur abondante, exhalant une odeur infecte, les muscles de la jambe correspondante étaient très atrophiés et l'insensibilité très marquée. Mais sous l'influence sans doute du tempérament lymphatique et de l'alcoolisme du sujet, la carie avait gagné de proche en proche, les os des phalanges et les métatarsiens semblaient attaqués. Le pied était rouge et gonflé, bien qu'insensible.

Bref, le mal perforant disparaissait pour ainsi dire devant ses conséquences. Pourtant l'évolution de la maladie et le diagnostic porté au début par les chirurgiens ne pouvait laisser place aux doutes. Il y avait dix-huit mois en effet que B..., s'aperçut, son attention étant éveillée par

les taches de sa chaussette, qu'il avait au bord externe du
pied droit, au niveau de l'articulation métataiso-phalan-
gienne du petit orteil, un trou de la largeur d'une lentille,
à bord dur, fait selon son expression, comme avec un vil-
lebrequin. Il ne s'en inquiéta pas car cette plaie coulait
très peu et, insensible ne le gênait en rien. Quelques mois
après, non seulement l'ulcération n'était pas guérie, mais
elle avait beaucoup gagné en profondeur. Elle avait creusé
la chair dit encore le malade et son ouverture avait doublé.
Toutefois, l'insensibilité persistait, B... alla alors frapper
à l'hospice de la Conception. Le diagnostic du mal perforant fut porté et B..., congédié quelques temps après, son
mal ayant été jugé au-dessus des ressources de l'art.

Il se remit à travailler et à boire sans plus se soucier de
son pied. Le mal gagna de proche en proche et la tête du
5° métataisien fut mise à nu. L'os le fut à son tour et l'inflammation gagna peu à peu les autres, mais ne fut en aucun moment d'allures aigues. Elle n'éveilla jamais aucune
douleur jusqu'au jour ou B..., se livra à son travail. Il se
trouvait depuis une huitaine à la Conception, quand il fut
renvoyé dans mon service.

Sous l'influence du repos absolu, de l'iodure de potas-
sium, d'un traitement et d'un régime tonique, une amélioration remarquable survint. Dans les premiers jours de
l'admission une amputation paraissait nécessaire à brève
échéance. Il suffit de quelques semaines des soins indiqués
pour tout ce travail pathologique rétrogradat.

Paralysie générale. — Troubles trophiques cutanés ; par MM. J. Lépine et M. Loup. (*Société des Sciences médicales de Lyon*, 11 juillet). — *Lyon médical*, 30 septembre 1906).

Observation d'un homme de 38 ans, paralytique général, parvenu au dernier degré de la cachexie, et chez lequel apparurent des troubles trophiques des membres.

Leur caractère principal était l'œdème des téguments, et le caractère accessoire qui ne s'est manifesté que dans les dernières heures de la vie était l'hémorragie interstitielle dans certaines régions œdématrées.

Ces faits mentionnés comme rares, ne semblent pas présenter au dire des auteurs, une grande différence de nature, avec les autres accidents classiques des paralytiques généraux, comme l'othématome.

La localisation des ecchymoses correspond sans doute à des traumatismes extrêmement légers.

G. C. (*In Archives de Neurologie*, 1907).

Anthropathie nerveuse chez un paralytique général non tabétique ; par Etienne et Perrin (*Nouv. icon. de la Salpêtrière*, 1906, n° 3.

Les cas analogues connus sont relatifs à des paralytiques généraux tabétiques.

F. T. (*Archives de Neurologie* 1907.

Lipomes multiples dans la paralysie générale, par M. Conolly Norman (*The journal of Mental Science, janvier 1906*).

Il s'agit d'un cas de paralysie générale qui présentait quelques particularités intéressantes, notamment le caractère très accentué des crises douloureuses au début, ce qui est inusité, ensuite la tendance au suicide, qui n'est pas exceptionnelle, mais qui est beaucoup moins fréquente qu'on ne dit généralement, enfin, la crainte d'irante d'une infidélité conjugale. Mais ce point qui attire ici le plus l'attention est la présence chez ce malade, de lipomes multiples, fait qui n'a été à la connaissance de l'auteur signalé par aucun auteur anglais, et qui n'est signalé que dans l'ouvrage de Magnan et Sérieux, et dans un travail de Zangoula (*Annales médico-psychologiques de 1891*). Du fait actuel, l'auteur en rapproche un autre, qu'il doit à l'obligeance du Docteur Travers Smith ; ce second malade, portait un certain nombre de petites tumeurs sous-cutanées, non douloureuses et paraissant être des lipomes ; mais ici le diagnostic est demeuré douteux en ce qui touche la paralysie générale.

Troubles Trophiques viscéraux

L'action trophique du système nerveux sur les viscères reste un des points les plus sombres de la physio-
pathologie.

Les affections pulmonaires d'origine nerveuse tien-
nent une large place dans ce chapitre des troubles viscéraux consécutifs à la paralysie générale. Le *Journal
de Médecine de Bruxelles* (an. 1871) publia un mémoire
de Imet, relatant de nombreuses observations de pneumonies d'origine nerveuse, caractérisées par l'absence
d'expectoration. Un savant allemand, M. Jehm, a constaté des cas d'apoplexie pulmonaire, et enfin, M. le docteur A. Vigourqux a signalé des lésions tuberculeuses.
On connait d'autre part des cas d'œdème, de congestion
et d'emphysème pulmonaires.

Brown-Séquart et Schiff à la suite des recherches
expérimentales ont confirmé les données de la clinique
et ont pu reproduire chez le cobaye ce que Fabre appelle
la « pneumonie nerveuse ».

Les lésions trophiques du cœur sont moins nettes.
L'hypertrophie graisseuse du cœur comme le change-
ment des caractères du sang peuvent être rapportés à
des causes antérieures à la paralysie générale.

Les lésions trophiques du tube digestif viennent se
placer à côté des troubles fonctionnels consécutifs à la

paralysie générale. Brown-Séquart a, du reste, pu expé-
rimentalement par lésion du pont du Varole provoquer
des hématémèses caractérisées.

Le foie, à côté des aspects pathologiques habituels sur
la corrélation desquels avec la paralysie générale il est
difficile de se prononcer, à côté du foie muscade, du foie
rouge, etc., le foie a présenté l'aspect vaso paralytique
de Klippel caractérisé par la turgescence des vaisseaux
et la présence de petits foyers hémorrahiques.

On a également observé des troubles de l'appareil
génito-urinaire et nous donnons une observation remarquable de troubles vésicaux.

Enfin, du côté des glandes, M. de Monthyel a décrit
l'éphydrose des paralytiques généraux.

Rupture intra-péritonéale de la vessie, de cause indéterminée chez un paralytique général dément, par MM. Morel
et Raymond, internes des Hôpitaux (1)

Le nommé C...,30 ans, employé, entrait le 5 août 1004 à
l'asile Sainte-Anne, où son certificat d'entrée portait la
mention suivante : « Est atteint de paralysie générale avec
satisfaction, ictus apoplectiforme, embarras de la parole,
inégalité pupillaire, impotence des membres inférieurs ».
Il resta à l'asile clinique jusqu'au 11 août, à cette date, il
fut tranféré à l'hospice de Bicêtre, dans le service du Docteur Séglas, suppléé par le docteur Nageotte. Le 12 août
au matin, on l'examine spécialement au point de vue men-

(1) *Société anatomique*, 2 décembre 1004 ; bullet. p. 770.

tal ; voici le résultat de cet examen : « État de démence profonde, affaiblissement musculaire empêchant le malade de
marcher seul ; il plie sur les jambes ; réflexes exagérés,
ébauche de trépidation spinale, flexions des orteils. Tremblement généralisé à grandes oscillations° irrégulières,
s'exagérant par les mouvements, secousses irrégulières
dans les muscles des lèvres. Pupilles paresseuses, mais pas
absolument insensibles à la lumière. Éruption pellagreuse
sur les mains et traces de desquammation à peu près sur
tout le corps, cyanose des membres inférieurs, dypsnée,
langue sèche, température axillaire 37°5.

Légère insuffisance mitrale.

L'interne de service qui le reçoit le lendemain matin, lui
trouve le ventre un peu ballonné ; et comme le malade n'a
pas uriné depuis 2 heures qu'il est entré dans le service, il
le sonde facilement avec une sonde molle.

Le cathétérisme ramène environ 300 centimètres cubes
d'urine sanguinolente et trouble, la fin de l'évacuation consiste en quelques gouttes de sang presque pur.

Température 37°5. Un lavement provoque une selle normale.

Le soir nous sommes demandés d'urgence auprès du malade qui a des vomissements fécaloïdes. Nous le trouvons
frissonnant et claquant des dents, le ventre très ballonné, le
visage nettement péritonéal. L'exploration de l'abdomen ne
donne aucun renseignement tactile ; et quant à déterminer
la localisation de la douleur en un point quelconque, nous
devons y renoncer vu le mutisme absolu du malade et l'im-
passibilité de sa physionomie.

Sa température axillaire est de 38°2, son pouls bat misérablement à 130. Son rythme respiratoire est de 36 à la minute.

Nous sondons le malade, qui n'a pas uriné depuis le cathétérisme du matin et nous retirons environ 300 centimètres cubes d'urine claire et limpide, sans la moindre teinte sanguinolente. En l'absence complète de commémoratifs, n'ayant aucun renseignement sur les sensations éprouvées par le malade et sur le début des accidents, nous portons le diagnostic de péritonite qui est confirmé par M. Auvray, chirurgien de garde, sans qu'on puisse déterminer la cause de cette péritonite.

M. Auvray nous autorise à pratiquer sous son contrôle et après cocaïnisation locale, une laparatomie latérale, au niveau de la fosse iliaque droite. Le péritoine incisé, il s'en échappe quatre à cinq litres de liquide citrin, absolument limpide. Pas de v   pas de sérosité douteuse. Une anse grêle amenée au dehors, apparaît absolument saine, non distendue par des gaz, sans fausses membranes.

Le cœcum est sain, de volume normal, l'appendice libre et non enflammé. Écartant alors l'idée de péritonite et se fondant sur l'odeur du liquide évacué, l'un de nous pense qu'il s'agit d'une hydronéphrose rompue ou d'une rupture de la vessie.

Mais l'état extrêmement grave du malade ne permet pas de continuer les recherches. On draine la plaie iliaque. On met une sonde à demeure dans l'urèthre. L'intervention s'est bornée là.

Le 14 au matin, le malade est un peu mieux, il a émis par sa sonde environ un litre d'urine un peu foncée, non sanglante et sans dépôt. Température : 37°8 ; pouls : 130 ;

cette amélioration ne persiste pas. Le soir, la température monte à 39°5, le pouls faiblit, le malade meurt.

Autopsie 6 août 1904. — A l'ouverture du péritoine l'intestin ballonné sort de la cavité abdominale ; il est uniformément dilaté, mais ni dépoli, ni ecchymotique, ni couvert de fausses membranes. On le suit d'une extrémité à l'autre sans rencontrer d'obstacle extérieur à l'obstruction.

L'estomac est un peu dilaté.

Le péritoine hépatique, porte les traces d'une péri-hépatite ancienne ; le foie lui-même est sain à la coupe.

La vésicule est normale. La rate, les reins et les uretères n'offrent rien de particulier sur les organes intra-thoraciques, on ne trouve rien de spécial, sauf que le cœur est très gros et très flasque. Pas d'épanchements dans la plèvre, ni dans le péricarde.

Au niveau du péritoine pelvien et dans le cul-de-sac recto-vésical, nous trouvons une petite quantité de liquide rosé. Une boutonnière pratiquée dans la paroi antérieure de la vessie, nous permet de voir la face interne de cet organe et de découvrir une déchirure complète de la partie postéro-supérieure de la vessie.

Troubles trophiques des organes des sens

Ici encore, le trouble trophique viendra se placer à côté du trouble fonctionnel. Mais les effets de la nutrition défectueuse consécutive à la paralysie générale ne se font nettement sentir que dans les organes du sens de la vue.

Ni l'odorat, ni l'ouïe, ni le toucher ne présentent, en effet, de troubles trophiques spéciaux.

Lasègue avait seulement remarqué des troubles anatomopathologiques dans l'œil des paralytiques généraux; ce n'est que plus tard, avec Moreau, de Tours, que devait être étudiée la pathogénie de ces troubles.

Mobèche et Voisin, puis Kéraval et Raviart, ont fait des examens d'yeux de paralytiques généraux, et Mobèche en particulier, dans les *Annales médico-psychologiques* de 1875, remarqua la constance d'une infection probable dans les troubles trophiques de l'œil, que l'on avait signalé. Ce point de pathogénie reste obscur des rapports, des troubles d'origine nerveuse et vasculaire, et des troubles infectieux.

OBSERVATION

Sur une forme spéciale d'atrophie de l'iris au cours du tabes et de la paralysie générale.

Ses rapports avec l'irrégularité des troubles réflexes de la pupille, par Dupuy Dutemps (Congrès d'Ophtalmologie 1900), in *Revue Neurologique*, 1901).

L'aspect particulier de l'œil que Gilles de la Tourette définissait ainsi : « œil brillant, regard atone » est dû aux lésions suivantes étudiées par Dupuy Dutemps et que cet auteur a remarquées seulement dans les cas où il existait le signe d'Aigyll Robertson. Les tractus ondulés, les saillies radiées et l'iris sont effacée, les sillons et les cryptes ont disparus ; la surface de l'iris est plate.

Cette atrophie peut s'étendre à tout l'iris ou à un secteur seulement, et entraîne la déformation de la pupille.

Dans les cas de lésion pure, et limitée du tronc ou du noyau de l'oculomoteur, on ne constate pas cette atrophie.

Il en est de même dans les lésions du sympathique cervical, et l'auteur pense qu'il est rationnel d'admettre une altération lente des nerfs.

Conclusions

1º Les phénomènes trophiques ne peuvent pas toujours être rapportés d'une manière satisfaisante aux perturbations vasculaires causées par la section des vaso-moteurs ; aussi admet-on assez généralement que les nerfs possèdent un pouvoir *trophique* direct, c'est-à-dire de nutrition sur les éléments des tissus.

2· Le *cerveau* agit sur la nutrition ainsi que le montrent les modifications urinaires dans la joie et les modifications nutritives dans l'hystérie.

3º Les *nerfs périphériques* ont aussi un rôle trophique marqué car les troubles de la peau, muscles, articulations, sont importants dans les névrites périphériques.

4º *La moëlle épinière* donne aussi dans ses lésions les mêmes troubles.

5· Quant à l'action des *nerfs vaso-moteurs*, elle est démontrée par les troubles observés dans les lésions du grand sympathique.

6° Or, dans la paralysie générale, le cerveau et ses méninges, les nerfs périphériques, la moëlle épinière, le grand sympathique, présentent des lésions ; nous comprenons ainsi l'importance des troubles trophiques dans la paralysie générale.

7° Des troubles trophiques musculaires, le plus important est l'*amyotrophie* qui s'explique soit par une association morbide (amyotrophie progressive), soit par des lésions de poliomyélite antérieure, soit par des lésions de névrite périphérique. On a signalé aussi l'*hypotonie musculaire* ainsi que la *contraction idio-musculaire* particulièrement fréquente, en effet, au niveau du biceps brachial.

8° Les *arthropathies*, affectant souvent la forme des arthropathies tabétiques, sont dues généralement à une association au tabes. Les arthropathies pures, de la paralysie générale, sont très rares.

9° Les *fractures osseuses spontanées* sont dues à la décalcification des os, à la diminution des phosphates. Elles surviennent fréquemment à la période initiale de la paralysie générale.

10° Les *troubles trophiques cutanés* sont de beaucoup les plus importants : ce sont les dermatoses (zona, purpura, pemphigus, vitiligo, icthyose), les sillons unguéaux, le mal perforant, l'eschare sacrée ou trochantérieure, l'œdème, l'othématome, la calvitie, les lipomes symétriques.

11° Enfin, il existe dans la paralysie générale des troubles trophiques viscéraux et des troubles trophiques sensoriels.

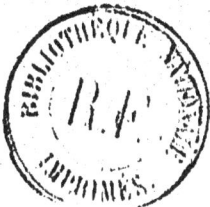

Ch. DIRION, Libraire-Éditeur

22, rue de Metz et rue des Marchands, 33

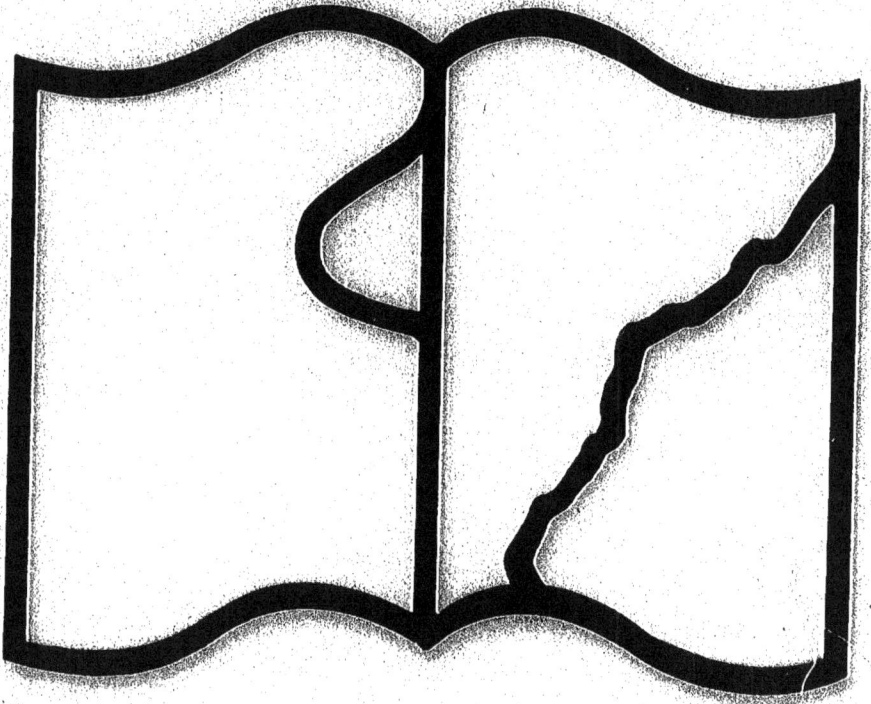

Texte détérioré — reliure défectueuse

NF Z 43-120-11

www.ingramcontent.com/pod-product-compliance
Lightning Source LLC
Chambersburg PA
CBHW070856210326
41521CB00010B/1960